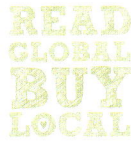

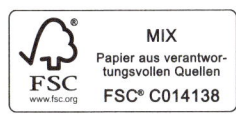

ISBN 978-3-99025-190-4
© Freya Verlag GmbH
Alle Rechte vorbehalten
A-4020 Linz
www.freya.at

Layout: freya_art, Daniela Waser, Christina Diwold
Lektorat: Magdalena Fuchs, Dorothea Forster
Fotos: Christina Diwold
© Fotolia: Ekaterina Garyuk, Natalia Filatova, DIA, kristina rütten,
Dionisvera, Heike Rau, luisapuccini, Natika, lily, SG- design, katyau

printed in EU

Tatiana Warchola

DIY
Kosmetik

– NATÜRLICH SCHÖN –

natuerlichmama.de

Tatiana Warchola

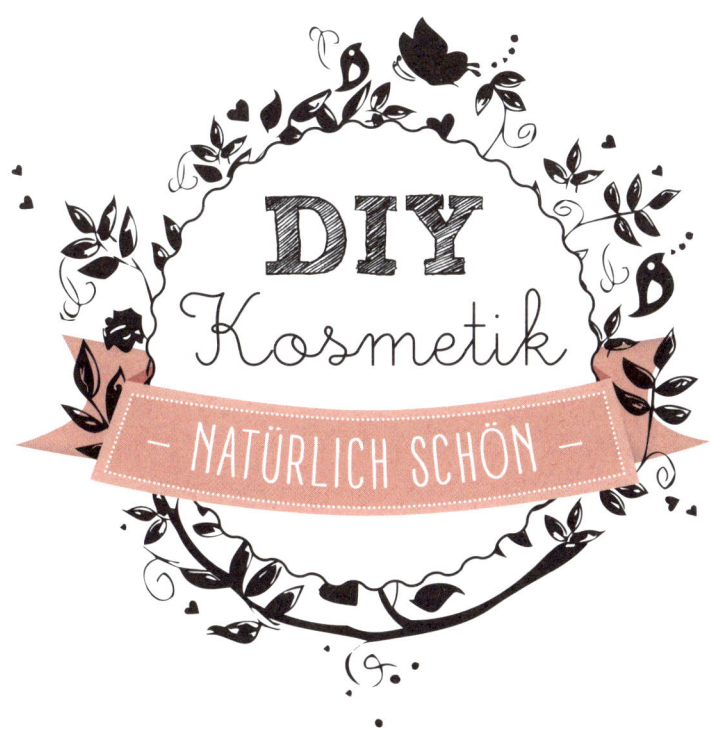

DIY
Kosmetik
– NATÜRLICH SCHÖN –

freya

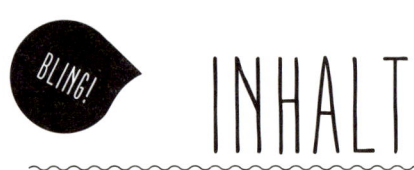

INHALT

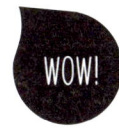

WOW!

WAS BEDEUTET ES, NATÜRLICH SCHÖN ZU SEIN?

Schönheit liegt ja bekanntlich im Auge des Betrachters und die Norm ändert sich von Kultur zu Kultur und auch innerhalb einer Kultur, manchmal schon von Generation zu Generation.

Das macht es etwas schwierig, eine passende Antwort für alle zu finden. Ich werde jedoch versuchen, kurz zusammenzufassen, was für mich Schönheit und somit natürliche Schönheit bedeutet:

In einer Welt, in der uns der Glaube verkauft wird, wir seien nie genug, ist es manchmal schwierig mit dem, was man hat, zufrieden zu sein. Wir sehen diese Bilder von „perfekten" Frauen, die nicht eine einzige große Pore zu haben scheinen, von Mitessern ganz zu schweigen und überlegen uns, wo wir in dieses Bild hineinpassen sollen. Denn wir müssen uns mit hormon- oder stressbedingten Pickeln auseinandersetzen, die wir mit aller Macht beseitigen wollen, einen Push-up-BH tragen, damit die Brüste irgendwie gegen die Schwerkraft ankommen und dazu noch vielleicht Shapewear tragen, um die Reiterhosen und den Unterbauch zu verstecken.

Wir versuchen, uns Schönheit auf Unsicherheit und Mangel zu errichten, damit wir nach außen hin akzeptabel wirken, und hoffen währenddessen darauf, dass niemand sieht, wie wir wirklich aussehen. Wie wir wirklich aussehen!

Wie sehen wir eigentlich wirklich aus?

Viele verstecken sich hinter einer Maske aus Schminke und, versteht mich nicht falsch, viele sehen damit auch wunderschön aus. Ich würde nur nicht der Mann sein wollen, der am Abend mit einer Prinzessin ins Bett geht und am nächsten Tag plötzlich neben einer Hexe aufwacht.

Das bedeutet jedoch nicht, dass ich der Meinung bin, dass sich Frauen überhaupt nicht schminken sollen – ganz und gar nicht. Sich zu schminken kann eine schöne Erfahrung sein. Man blickt in den Spiegel, überlegt sich „Was sind meine Vorzüge?" und versucht dann, diese hervorzuheben.

Diese Art des Schminkens beruht auf Schönheit, Selbstliebe und Selbstakzeptanz.

Wir denken immer, die Betrachter seien Menschen von außen, jedoch sind wir diejenigen, die uns selber im Spiegel tagein, tagaus betrachten müssen. Und deswegen sollten wir in den Spiegel blicken können und sagen „Du bist wunderschön!" oder „Ich liebe deine Augen und deswegen möchte ich sie betonen, sodass auch der grimmigste Mensch heute sieht, wie schön deine Augen funkeln" oder „Diese Lippen sind eindeutig zum Küssen gemacht worden. Es wäre eine Schande, sie nicht herzuzeigen".

Das ist für mich natürliche Schönheit und genau das wirst du in diesem Buch finden.

Du wirst keine Rezepte finden, mit denen du deine Schönheit verdecken kannst, sondern Rezepte, die dir dabei helfen, deine eigene Schönheit hervorzuheben und mit der ganzen Welt zu teilen. Lass dir von niemandem einreden, du wärst etwas anderes als wunderschön und perfekt, alles andere ist eine Erfindung der Werbung.

Ihr seid, und damit meine ich alle Frauen, die schönsten Menschen auf der Welt!

Augenzwinker

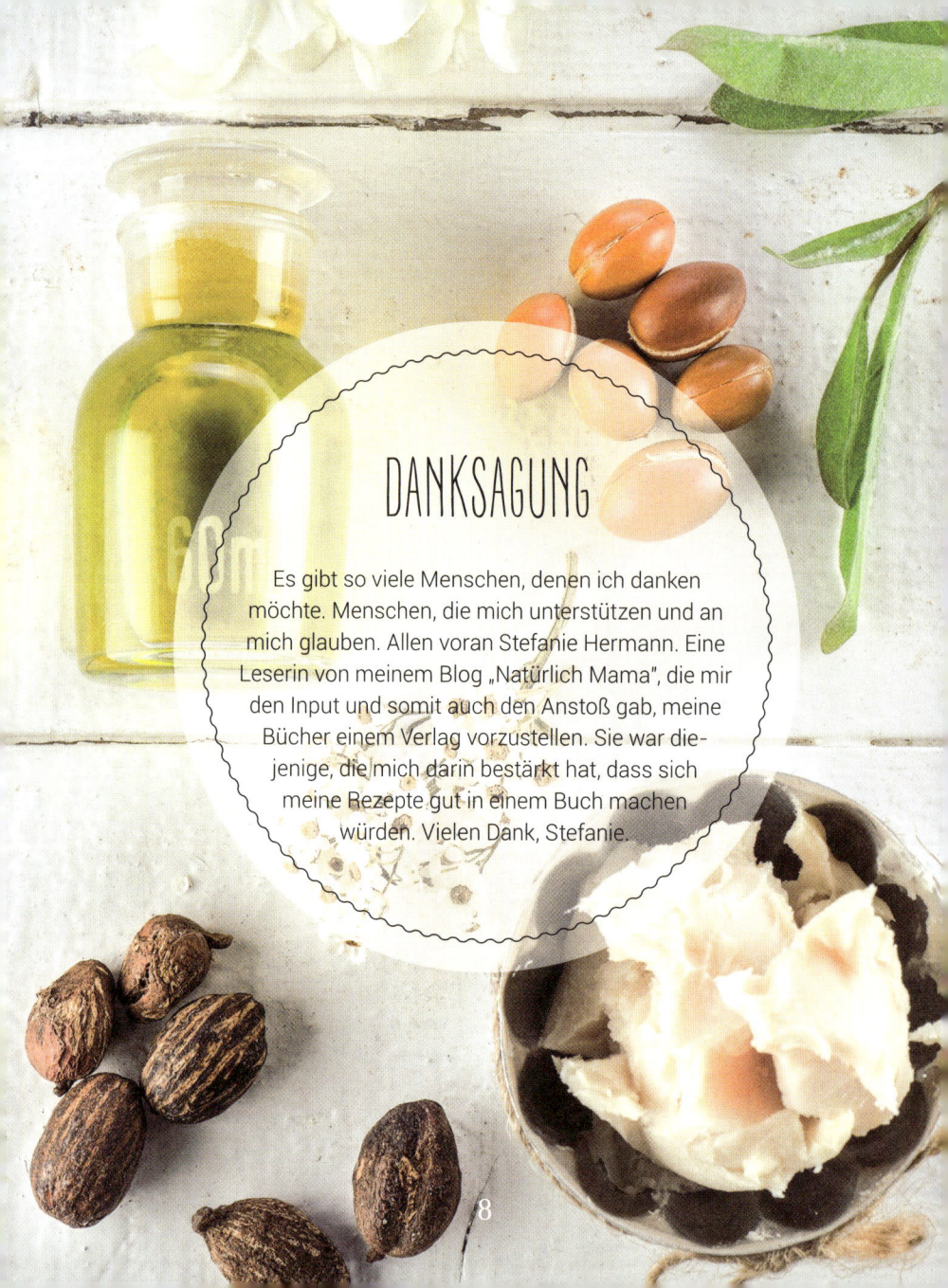

DANKSAGUNG

Es gibt so viele Menschen, denen ich danken möchte. Menschen, die mich unterstützen und an mich glauben. Allen voran Stefanie Hermann. Eine Leserin von meinem Blog „Natürlich Mama", die mir den Input und somit auch den Anstoß gab, meine Bücher einem Verlag vorzustellen. Sie war diejenige, die mich darin bestärkt hat, dass sich meine Rezepte gut in einem Buch machen würden. Vielen Dank, Stefanie.

WO GIBT'S WAS?

Hier findet man alle nötigen Zutaten, die man zum Kosmetik machen braucht. Basisöle und Spezialöle, Fette, ätherische Öle, Duftöle, Emulgatoren, Farbpigmente und vieles mehr!

www.dragonspice.de
www.spinnrad.de
www.naturschoenheit.at
www.art-of-beauty.at
www.baccararose.de
www.behawe.com
www.rosarome.de
www.gisellamanske.com
www.allerlei-praktisches.ch
www.gracefruit.com

Natürlich findet man aber auch in Apotheken, Drogerie- und Supermärkten in der Umgebung viele Inhaltsstoffe!

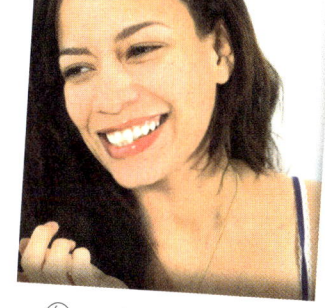

Do it yourself!

MASSANGABEN

EL = Esslöffel
TL = Teelöffel
kg = Kilogramm

WIE FUNKTIONIERT EIN WASSERBAD?

Beim Wasserbad werden feste Stoffe langsam und schonend geschmolzen. Man kocht Wasser in einem Topf. Auf diesen Topf gibt man wiederum ein anderes hitzebeständiges Gefäß, worin man z. B. Bienenwachs, Kakaobutter, Honig etc. schonend zum Schmelzen bringt.

Schöne Lippen

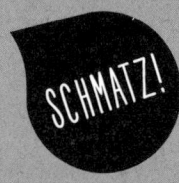

SCHMATZ!

SCHOKO-LIPPENPFLEGE

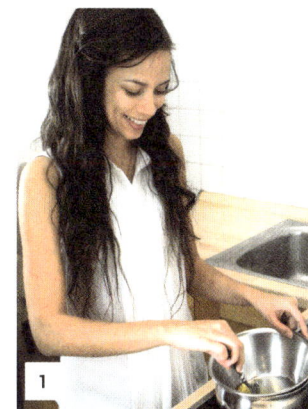

Ideal bei kaltem Wetter und spröden Lippen!

Zutaten:

- 1 EL kalt gepresstes Kokosnussöl
- 1 EL Kakaobutter oder Sheabutter
- 1 EL Bienenwachsdrops
- 1 TL Kakaopulver
- 2–4 Tropfen ätherisches Öl nach Wahl (siehe S. 35)
- 5 Tropfen Vitamin-E-Öl

Vitamin-E-Öl sorgt für Haltbarkeit.

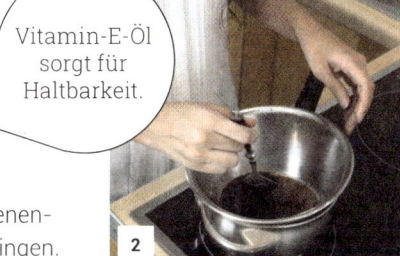

1 Kokosnussöl, Kakao- oder Sheabutter und Bienenwachsdrops im Wasserbad zum Schmelzen bringen. **2** Wenn alles geschmolzen ist, Kakaopulver hinzufügen und umrühren. **3** Nun ein ätherisches Öl nach Wahl und das Vitamin-E-Öl hinzufügen. Einmal umrühren und abfüllen.

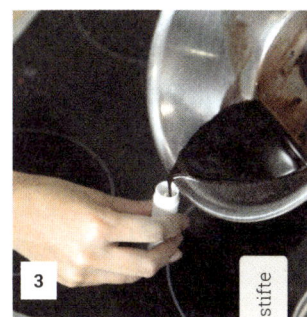

Wie funktioniert ein Wasserbad? siehe S. 9

Menge: ca. 4 Lippenpflegestifte

BASIS LIPPENPFLEGESTIFT

Zutaten:

- 3 EL Bienenwachsdrops
- 2 EL kalt gepresstes Kokosnussöl
- ¼ Tasse Sonnenblumenöl
- 8 Tropfen Vitamin-E-Öl
- 2 Tropfen ätherisches Rosmarinöl
- 12 Tropfen ätherisches Pfefferminzöl
- 1 Messerspitze Lanolin

Wie funktioniert ein Wasserbad? siehe S. 9

1 Alle Zutaten bis auf die ätherischen Öle in einem Wasserbad zum Schmelzen bringen. **2** Wenn alles geschmolzen ist, die ätherischen Öle hinzufügen, umrühren und abfüllen.

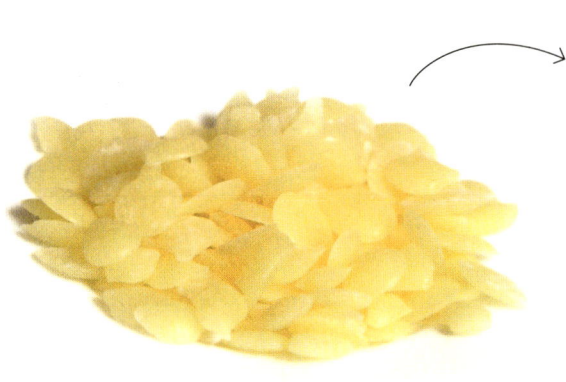

Bienenwachs dient in der Kosmetik als Emulgator.

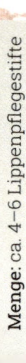

Menge: ca. 4–6 Lippenpflegestifte

12

VANILLE-HONIG-LIPPENBALSAM

Zutaten:

- 2 EL Mandelöl
- 2 EL Sheabutter
- 2½–3 gestrichene TL Bienenwachsdrops
- 1½ TL Honig
- ½ TL Vanilleextrakt

1 In einem Wasserbad Mandelöl, Sheabutter und Bienenwachsdrops gemeinsam zum Schmelzen bringen. **2** Wenn alles geschmolzen ist, vom Herd nehmen und die restlichen Zutaten hinzufügen. **3** Gut miteinander verrühren und sofort in die Lippenstifthülsen oder Döschen abfüllen und abkühlen lassen.

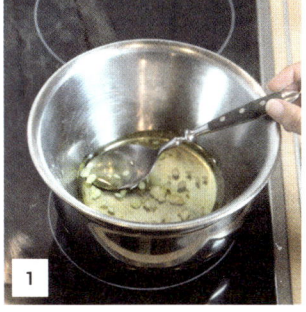

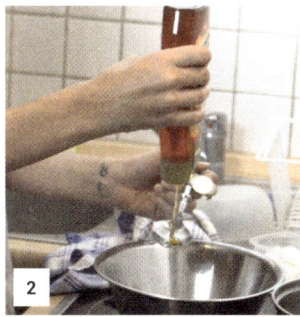

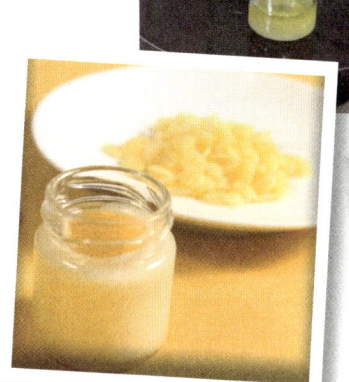

> Honig desinfiziert und macht die Lippen geschmeidig.

13

Menge: ca. 4–6 Lippenpflegestifte

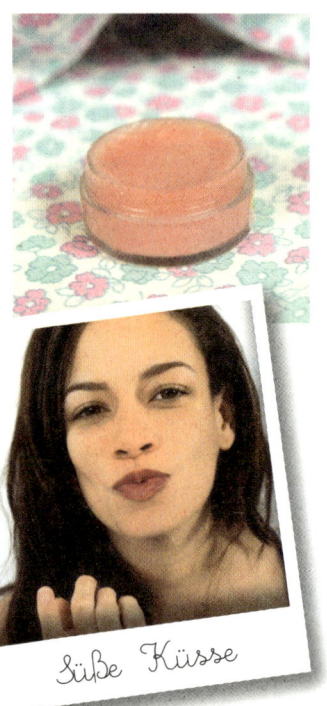

Süße Küsse

FARBIGER LIPPENBALSAM

Zutaten:

- 2 EL kalt gepresstes Kokosnussöl
- 1 EL Bienenwachsdrops
- 1 EL Shea- oder Kakaobutter
- Lebensmittelfarbe nach Geschmack
- 6 Tropfen ätherisches Öl nach Wahl (siehe S. 35)

1 Kokosnussöl, Shea- oder Kakaobutter und Bienenwachsdrops in einem Wasserbad zum Schmelzen bringen. **2** Lebensmittelfarbe langsam hinzufügen. Eine kleine Menge reicht meistens vollkommen aus. **3** Nun das ätherische Öl noch hinzugeben, alles miteinander vermengen und abfüllen.

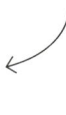

Wie funktioniert ein Wasserbad? siehe S. 9

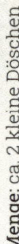

Menge: ca. 2 kleine Döschen

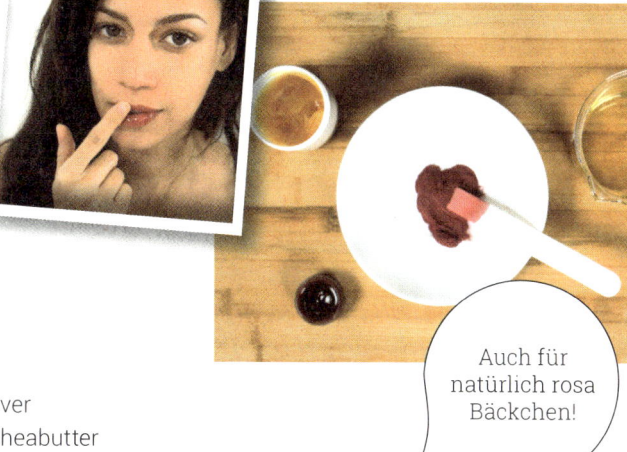

ROTE-BETE-LIPGLOSS

Zutaten:

- 1 TL Mandelöl
- 1 TL Rote-Bete-Pulver
- 1 TL Lanolin oder Sheabutter

Auch für natürlich rosa Bäckchen!

1 Mandelöl und Lanolin in einem Wasserbad langsam zum Schmelzen bringen. **2** Wenn alles geschmolzen ist, das Rote-Bete-Pulver hinzufügen und alles schön miteinander verrühren. **3** Danach durch ein feinmaschiges Tuch, wie Moltontücher, streichen, um größere Partikel zu entfernen. **4** Abfüllen und fertig.

ROTE-BEEREN-LIPPEN

Man kann dieses Rezept auch mit Brombeeren oder Granatapfelkernen variieren oder kombinieren. Brombeeren geben eine sehr schöne Farbe ab.

Zutaten:

- 6 frische Himbeeren

1 Die Himbeeren in der Mikrowelle oder auf dem Herd 10 Sekunden lang erwärmen, dann in ein Sieb geben und ausdrücken. **2** Die Flüssigkeit auffangen und in ein kleines Döschen abfüllen.

Anwendung: Mit Pinsel oder Fingern auf die Lippen auftragen.
Haltbarkeit: höchstens 1 Woche

Menge: ca. 1 kleines Döschen

Weiße und gesunde Zähne

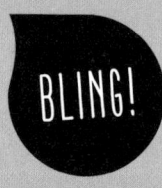

BLING!

ZAHNPASTA
OHNE FLUORID

Bentonit
ist eine Heilerde von
außergewöhnlicher
Kraft, welche Schad-
stoffe entzieht.

Zutaten:

- ¼ Tasse Bentonit oder Zeolith
  (Nicht bei metallenen Kronen/Zahnspangen
  oder Amalgam benutzen)
- 1 TL Natron
- 6 TL heißes Wasser
- ½ TL kalt gepresstes Kokosnussöl
- 15 Tropfen Pfefferminzöl, Teebaumöl oder beides
  (bei homöopathischer Behandlung darauf verzichten)
- Xylitol nach Geschmack hinzufügen

Auch bei der Zuberei-
tung der Zahnpasta
keinen Metalllöffel
verwenden!

Alle Zutaten zu einer Paste verrühren und dann in eine ausgespülte Zahnpastatube oder ein anderes Gefäß geben.

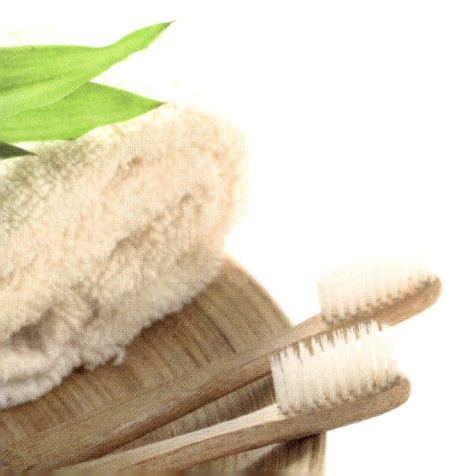

Zeolith ist ein
natürlich vorkommen-
des Vulkanmineral. Es
bindet Schadstoffe und
leitet diese aus dem
Körper aus.

17

Menge: ca. 1 Zahnpastatube

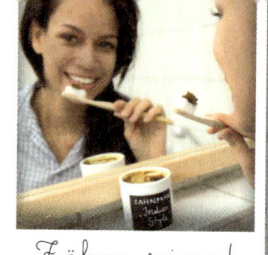

Zähne zeigen!

ZAHNPASTA „INDIAN STYLE"

Vorsicht mit Zimtrindenöl bei empfindlichem Zahnfleisch!

Zutaten:

- ¼ Tasse Bentonit oder Zeolith
- 1 TL Natron
- 1 TL Kurkuma
- 4–6 TL heißes Wasser
- ½ TL kalt gepresstes Kokosnussöl
- 10 Tropfen ätherisches Nelkenöl
- 5 Tropfen ätherisches Zimtrindenöl
- Xylitol nach Geschmack hinzufügen

Nicht bei metallenen Kronen/Zahnspangen oder Amalgam benutzen

Alle Zutaten zu einer Paste verrühren und dann in eine ausgespülte Zahnpastatube oder ein anderes Gefäß geben.

Menge: ca. 1 Zahnpastatube

WEISSE ZÄHNE

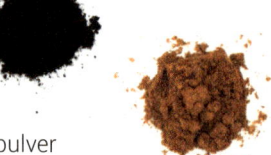

Keine Angst, Kurkuma färbt die Zähne nicht gelb, sondern weiß!

Zutaten:

- Aktivkohlepulver oder Kurkumapulver

1 Vor oder nach dem Zähneputzen die nassen Borsten entweder in Aktivkohlepulver oder Kurkumapulver eintunken und sich damit mindestens zwei Minuten lang die Zähne putzen.
2 Ausspucken und Mund spülen.

Menge: individuell

NATÜRLICHE ZAHNPASTA „EXTRA WEISS"

Zutaten:

- ¼ Tasse Bentonit oder Zeolith
  (Nicht bei metallenen Kronen/Zahnspangen
  oder Amalgam benutzen)
- 1 TL Natron
- 1 TL Aktivkohlepulver
- 6–8 TL heißes Wasser
- ½ TL kalt gepresstes Kokosnussöl
- 15 Tropfen Pfefferminzöl, Teebaumöl oder beides
  (bei homöopathischer Behandlung darauf verzichten)
- Xylitol nach Geschmack hinzufügen

Aktivkohle-pulver macht die Zähne extra weiß!

Alle Zutaten zu einer Paste verrühren und dann in eine ausgespülte Zahnpastatube oder ein anderes Gefäß geben.

Xylitol pflegt und
schützt Zähne und
Zahnfleisch.

Menge: ca. 1 Zahnpastatube

ALOE-VERA-MUNDSPÜLUNG

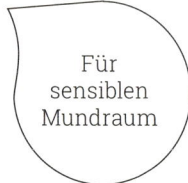

Für
sensiblen
Mundraum

Zutaten:

- ½ Tasse Aloe-Vera-Gel
- ¼ Tasse abgekochtes oder gefiltertes Wasser
- ½ EL Hamameliswasser
- 1 TL Natron
- 10 Tropfen ätherisches Öl nach Wahl,
  z. B. Pfefferminze, Teebaumöl etc.

1 Alles in eine Schüssel geben und mit einem Schnee-besen gut miteinander verrühren. **2** Danach alles in eine braune Glasflasche leeren und sehr gut durchschütteln.

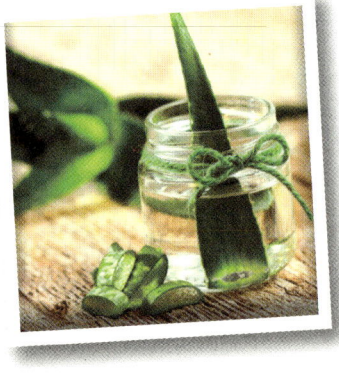

Menge: ca. 1 kleine Schüssel

NATRON-MUNDSPÜLUNG

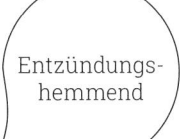

Gegen
starken
Mundgeruch

Zutaten:

- 1 TL Natron
- 3 Tropfen ätherisches Pfefferminzöl (optional)

Das Natron in ein Glas Wasser geben. Rühren. Fertig.

ÄTHERISCHE-ÖLE-MUNDSPÜLUNG

Entzündungs-
hemmend

Zutaten:

- 20 Tropfen ätherisches Nelkenöl,
  Zimtöl oder Teebaumöl

Die Öltropfen in ein Glas Wasser geben. Gut umrühren
und den Mund damit ausspülen.

WOW!

Make-up

PUDER-FOUNDATION

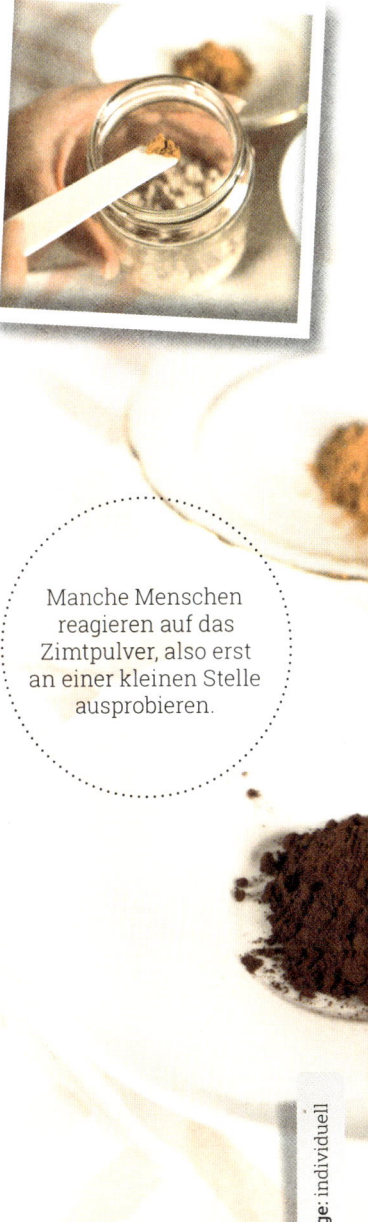

Zutaten:

- Pfeilwurzelstärke oder Maisstärke
- Kakaopulver
- Zimtpulver
- Muskatpulver (optional)
- grüne Heilerde (optional, minimiert/ verdeckt rote Hautstellen)
- Wodka oder ein paar Tropfen ätherisches Öl (optional, siehe S. 35)

1 Pfeilwurzmehl als Basis benutzen und langsam Kakaopulver, Zimtpulver etc. hinzufügen, bis man die richtige Farbe für den eigenen Hautton gefunden hat. **2** Siebe das fertige Pulver am Ende noch, damit es ganz fein wird.

Notiz:

Solltest du daraus einen festen Puder machen wollen, einfach ein paar Tropfen ätherisches Öl oder Wodka hinzugeben und festdrücken.

Manche Menschen reagieren auf das Zimtpulver, also erst an einer kleinen Stelle ausprobieren.

Menge: individuell

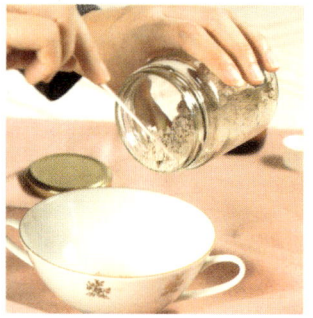

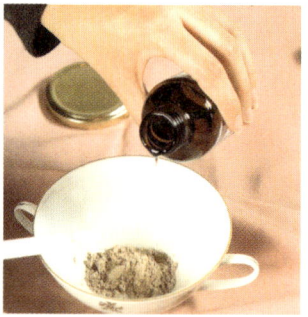

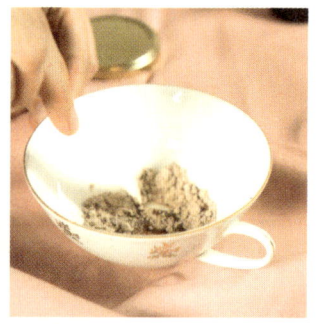

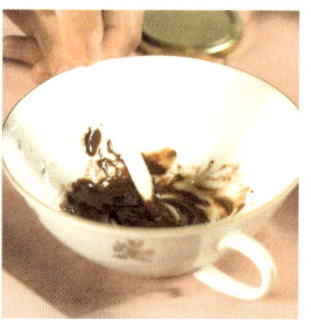

FLÜSSIGES MAKE-UP

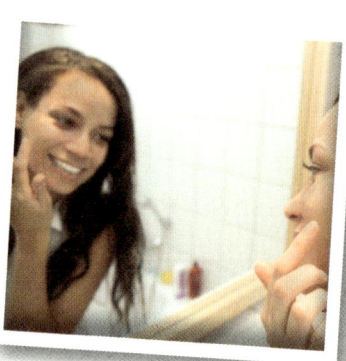

Zutaten:

- selbst gemachter
  Foundationpuder
  (siehe S. 23)
- Öl nach Wahl (siehe S. 45)

Als Öle eignen sich: Aprikosenkernöl, Traubenkernöl, Olivenöl, Jojobaöl, Mandelöl oder eine selbst gemachte Creme (siehe S. 42/43).

Das Öl langsam zu dem Foundationpuder hinzugeben, bis die gewünschte Konsistenz erreicht wurde.

Info:
Dunkles Öl macht das Make-up dunkler und helle Öle lassen es hell, wie etwa Aprikosenkernextrakt.

Haltbarkeit
ca. 1 Woche, also
nur kleine Mengen
davon herstellen.

Variante:

Optional kann man auch eine kleine Menge selbst-
gemachte Hautcreme (siehe S. 42/43) oder Öl und
ein bisschen Mineralpulver vermischen.

Vor dem Auftragen das Make-up noch ein paar Minuten stehen lassen. In dieser Zeit vielleicht die Zähne
putzen.

Info:
Leichtes Make-up: weniger Mineralpulver
Deckendes Make-up: mehr Mineralpulver

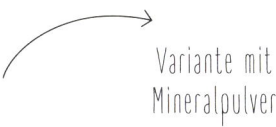

Variante mit
Mineralpulver

Menge: individuell

ÖL ZUM ABSCHMINKEN

Zutaten:

- 1 Tasse etwas aufgewärmtes Kokosnussöl
- 2 EL Vitamin-E-Öl

Miteinander vermischen. Fertig.

Einfach auf das Gesicht auftragen und das Make-up
mit einem Pad oder Ähnlichem entfernen.

Menge: ca. 1 Tasse

Pfeilwurzel-
stärke

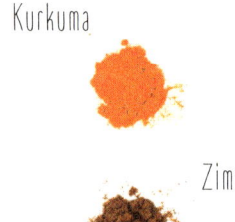

Kurkuma

Zimt

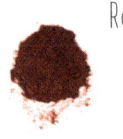

Spirulina

Rote Bete

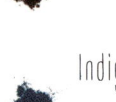

Kakao

Indigo

Aktivkohle

LIDSCHATTEN

- **Braun:** Kakaopulver, Zimtpulver, Muskatnusspulver
- **Rot und Pink:** Rote-Bete-Pulver, Hibiskuspulver
- **Orange/Gelb:** Safran, Rote-Bete-Pulver, Kurkuma, Paprikapulver
- **Grün:** Grüne Heilerde, Spirulina, Spinatpulver
- **Blau:** Indigopulver
- **Weiß:** Pfeilwurzstärke
- **Schwarz:** Aktivkohlepulver
- **Grau:** Aktivkohlepulver und Pfeilwurzelstärke

Um verschiedene Facetten zu errei-chen, könnt ihr Pfeilwurzstärke hinzu-fügen und um es leichter auftragen zu können, etwas Öl dazugeben.

Menge: individuell

ROUGE

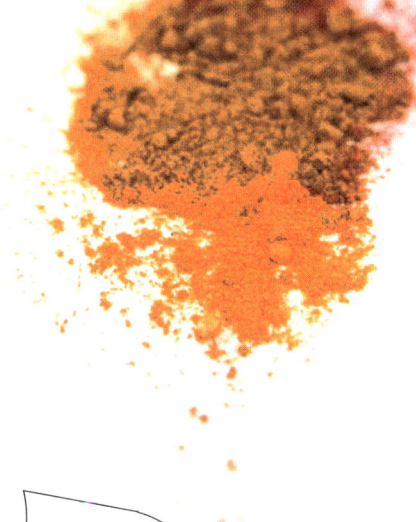

- **Weiß:** Pfeilwurzelstärke oder Maisstärke
- **Braun:** Kakaopulver, Zimtpulver, Muskatnusspulver
- **Rötlich/Rosa:** Rote-Bete-Pulver, Hibiskuspulver, rote Heilerde, rosa Heilerde
- **Orange/Rötlich:** Safran, Safran und Rote-Bete-Pulver, Kurkuma

Am besten mit einem Esslöffel Rote-Bete-Pulver anfangen und langsam Pfeilwurzelstärke, Kakaopulver etc. je nach Präferenz dazugeben.

Kurkuma kann die Haut gelblich färben.

27

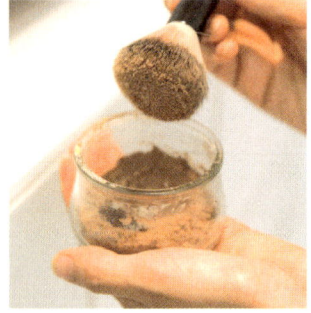

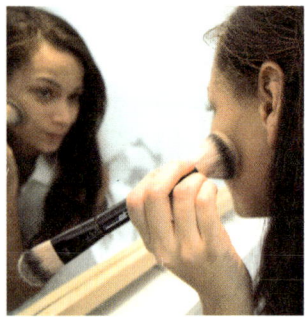

KONTUR- UND BRONZEPUDER

Zutaten:

- Pfeilwurzelstärke oder Maisstärke
- Kakaopulver
- Zimtpulver
- Muskatpulver

Wie bei dem selbst gemachten Make-up (siehe S. 24) vorgehen, jedoch die Mischung etwas dunkler gestalten.

Du kannst auch, wenn es deine Gesichtsfarbe erlaubt, direkt mit Kakaopulver und Zimtpulver arbeiten.

Menge: individuell

HIGHLIGHTER

Zutaten:

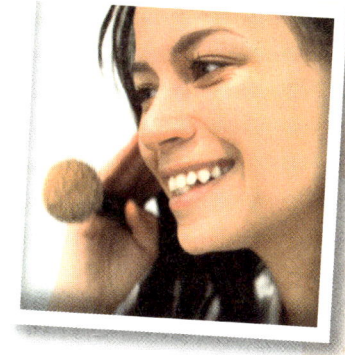

- Pfeilwurzelstärke oder Maisstärke
- Weiße Heilerde
- Kakaopulver
- Zimtpulver
- Muskatnusspulver

Wie bei dem selbst gemachten Make-up (siehe S. 24) vorgehen, jedoch die Mischung etwas heller gestalten.

Manche Menschen reagieren auf das Zimtpulver, also erst an einer kleinen Stelle ausprobieren.

Menge: individuell

FLÜSSIGER EYELINER

Zutaten:

- ½ TL geschmolzenes Kokosnussöl oder Aloe-Vera-Gel
- ¼ TL Aktivkohlepulver

Einfach miteinander vermengen, am besten schon in dem Gefäß, worin man es aufbewahren möchte.

Variante

Variante brauner Eyeliner

Rezept wie bei flüssigem Eyeliner, anstatt Aktivkohlepulver einfach Kakaopulver benutzen.

EIGELB-MASCARA

Im Kühlschrank aufbewahren, dann hält die Wimperntusche ein paar Wochen.

Zutaten:

- Eigelb
- 1 TL Aktivkohlepulver

1 Eigelb vom Eiweiß trennen. **2** Aktivkohlepulver mit dem Eigelb vermischen und mit einer Wimperntuschenbürste wie gewohnt auftragen.

KOKOSNUSS-MASCARA

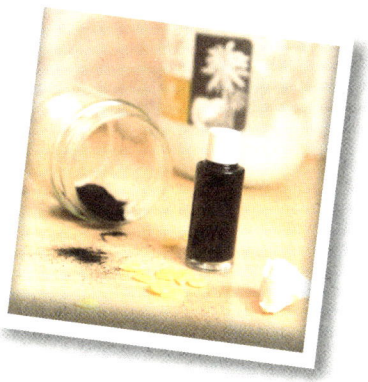

Zutaten:

- 2 TL Kokosnussöl
- 1 TL Sheabutter
- ½ TL Bienenwachsdrops
- ½ TL Aktivkohlepulver

1 Kokosnussöl, Sheabutter und Bienenwachsdrops im Wasserbad zum Schmelzen bringen. **2** Wenn alles geschmolzen ist, einfach das Aktivkohlepulver dazugeben und gut miteinander vermischen. **3** Für eine bräunliche Wimperntusche etwas Kakaopulver hinzugeben.

Wie funktioniert ein Wasserbad? siehe S. 9

In eine alte, ausgewaschene Mascara-Flasche geben und wie gewohnt auftragen.

Menge: 1 Mascara-Flasche

ANTI-PICKEL-STIFT

Zutaten:

- 2 EL Kokosnussöl
- 3–4 Tropfen ätherische Öle
  (Zitronella, Lemongras, Rosmarin,
  Myrte, Lavendel)

1 Kokosnussöl erwärmen, bis es geschmolzen ist.
2 Dann die Ölmischung hinzugeben. **3** In eine Lippenstifthülse abfüllen.

Im Sommer im Kühlschrank aufbewahren, da Kokosnussöl ab 25 °C anfängt zu schmelzen.

GURKEN-TONER

Zutaten:

- ½ Gurke mit Schale in Scheiben geschnitten
- 3 EL Hamameliswasser
- 2 EL abgekochtes oder gefiltertes Wasser

1 Alles in einen Mixer geben und pürieren. **2** Danach durch ein Moltontuch oder altes T-Shirt pressen und die Flüssigkeit in einer Flasche/einem Behältnis auffangen.

GRÜNER-TEE-TONER

Zutaten:

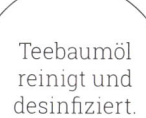

Teebaumöl
reinigt und
desinfiziert.

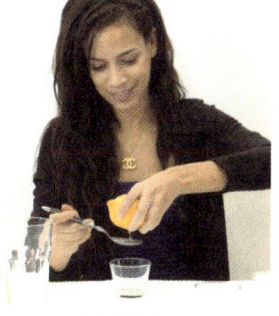

- 1 Tasse starker grüner Tee
- 2 EL Zitronensaft
- 2 EL flüssiger Honig
- 1 EL Hamameliswasser
- 1 EL Natron
- 10 Tropfen Vitamin-E-Öl (optional)
- 3 Tropfen ätherisches Teebaumöl

Alles in eine Flasche geben und 2 Minuten lang
ganz fest schütteln. Fertig.

Auf ein Wattepad geben und
nach der Gesichtsreinigung
auftragen.

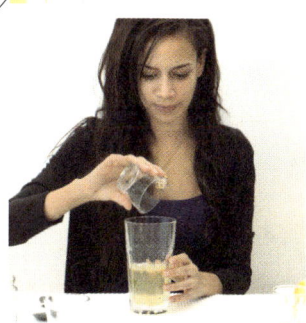

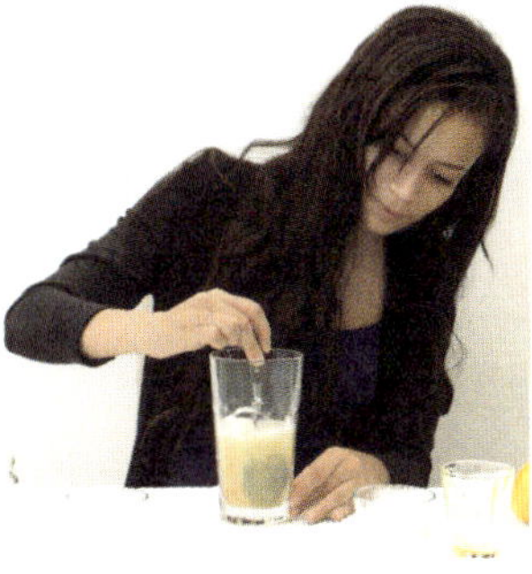

Haltbarkeit 8 Tage
bei Raumtemperatur und
2 Wochen im Kühlschrank

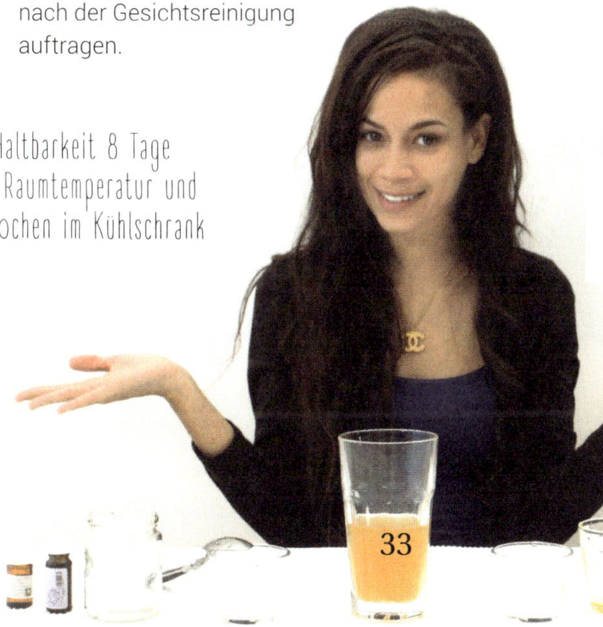

33

Menge: ca. 250 ml

FACE IT.

Gesichts-pflege

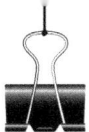
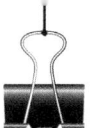

WIRKUNG DER ÄTHERISCHEN ÖLE

für die Haut

Weihrauch:
antibakteriell, entzündungshemmend, verkleinert Poren
und macht die Haut eben, gut
bei unreiner und reifer Haut

Lavendel:
für jeden Hauttyp, besonders
bei sonnengeplagter Haut,
wirkt regenerierend

Zitrone:
hautstraffend, antibakteriell,
gut bei öliger und unreiner
Haut, verkleinert Poren, ist
photosensitiv – deshalb nicht
bei direktem Sonnenlicht
benutzen

Geranium:
gut bei öliger und unreiner
Haut, vermindert Falten, hilft
bei vielen Hautproblemen wie
z. B. Ekzemen

Myrrhe:
sehr gut geeignet bei reifer
Haut, entzündungshemmend,
reduziert auch feine Falten,
wirkt hautstraffend

Ylang Ylang:
für jeden Hauttyp, reduziert
Falten, wirkt unreiner Haut
entgegen, regeneriert die Haut

Zitrusdüfte:
Orange, Zitrone, Bergamotte,
Mandarine, Grapefruit sind
photosensitive Öle und sollten
nicht bei direktem, starkem
Sonnenlicht (Sommer) getra-
gen werden, da es sonst zu
Hautreizungen kommen kann

HONIGMASKE
FÜR TROCKENE HAUT

Die Avocado ist reich an Öl, Vitaminen und Mineralstoffen.

Zutaten:

- 1 TL Avocado
- 1 TL Joghurt pur
- 1 TL Honig

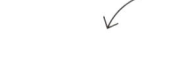

Avocado, Joghurt und Honig spenden viel Feuchtigkeit.

1 Zutaten in einer Schüssel miteinander vermengen, bis eine schöne gleichmäßige Paste entstanden ist. **2** Paste auf das Gesicht auftragen und 20–30 Minuten einwirken lassen. **3** Mit warmem Wasser abwaschen.

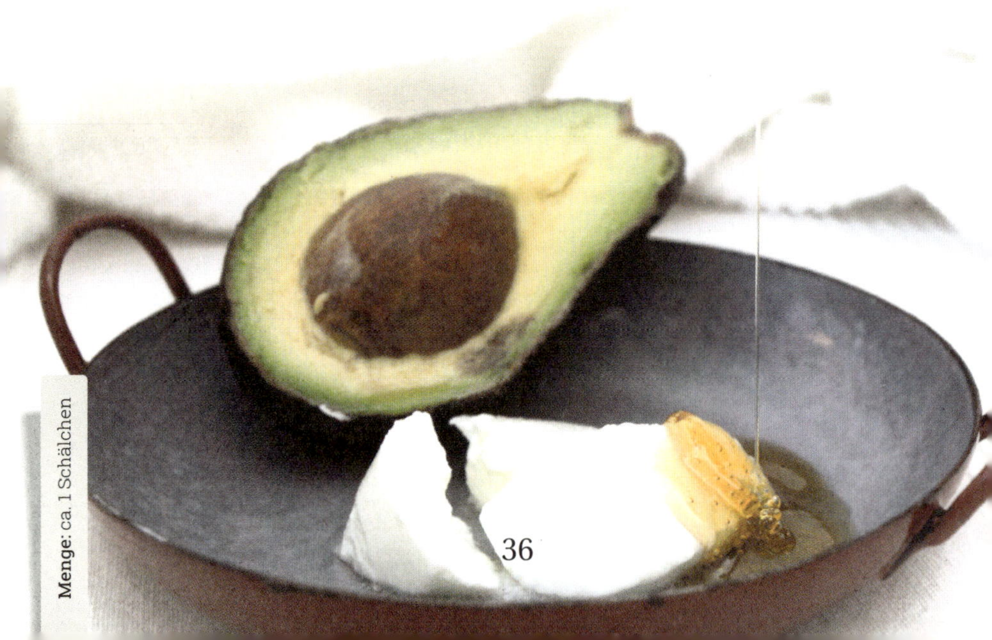

Menge: ca. 1 Schälchen

MASKE FÜR SENSIBLE HAUT

Zutaten:

- 2 TL Honig, 1 TL Aloe-Vera-Gel

> Bei Narben und unreinen Poren: Anstatt Aloe-Vera-Gel ½ TL Zitronensaft zum Honig mischen.

1 Beides miteinander vermischen und auf das Gesicht auftragen. **2** 10–20 Minuten einwirken lassen. **3** Abwaschen.

DETOX-MASKE

Zutaten:

Bittersalz entzieht Giftstoffe und ersetzt sie durch Magnesium.

- 2 EL Bittersalz, 2 EL Honig oder Wasser

1 Einfach eine Paste herstellen und auf dem Gesicht verteilen. **2** Ca. 20 Minuten einwirken lassen. **3** Abwaschen.

ANTI-AKNE-MASKE

Zutaten:

Mit Natron hast du deine basische Gesichtspflege selbst gemacht.

- 1½–2½ EL Natron, 1–2 EL warmes Wasser

1 Einfach eine Paste aus Natron und Wasser mischen und auf dem Gesicht verteilen. **2** Ca. 15 Minuten einwirken lassen. **3** Abwaschen.

Menge: ca. 1 Schälchen

REFRESH-MASKE

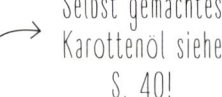

Karottenöl
brennt in
den Augen. Bei
Augenkontakt
auswaschen!

Zutaten:

- 1 ganze Gurke
- 2 EL kalt gepresstes Kokosnussöl
- ¼ Tasse Aloe-Vera-Gel
- 8 Tropfen Karottenöl (optional)

Selbst gemachtes
Karottenöl siehe
S. 40!

1 Alles in einen Mixer geben und schön fein pürieren.
2 Danach in Eiswürfelformen geben und einfrieren.
3 Wann immer du eine Maske brauchst, lässt du je
nach Bedarf ein bisschen davon auftauen und trägst
es auf die Gesichtshaut auf. **4** 10–15 Minuten einwirken lassen. **5** Danach normal abwaschen.

Tipp:

Am besten, wenn man gerade eine lange Nacht hinter
sich hat, die Augen geschwollen sind und die Haut
blass und trostlos aussieht. Das gibt der Haut den
Frischekick, den sie braucht.

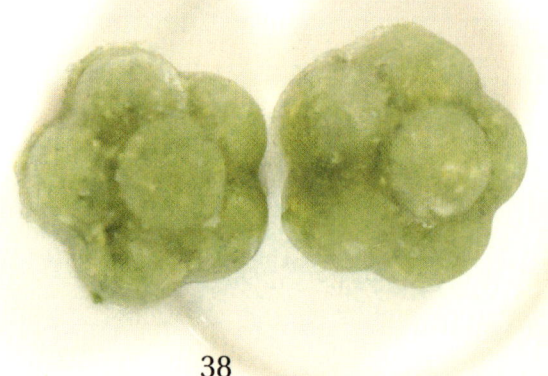

Menge: individuell

SCHOKO-MASKE

Zutaten:

- 1 Avocado
- 3 EL roher Kakao
- 2 TL Honig
- 1 EL Zimtpulver

Manche Menschen reagieren auf das Zimtpulver, also erst an einer kleinen Stelle ausprobieren.

1 Die Avocado um den Kern herum halbieren, den Kern entfernen, das Avocadofleisch mit einer Gabel herausschaben und dann zerdrücken. **2** Zum Avocadomus die restlichen Zutaten hinzufügen und zu einer Paste verarbeiten. **3** Anschließend auf dem Gesicht verteilen, dabei die Augenpartie aussparen. **4** Ca. 25 Min. einwirken lassen und abspülen.

Menge: individuell

ALLESKÖNNER-GESICHTSPFLEGE

Zutaten:

- ½ Tasse Aloe-Vera-Gel
- 10–20 Tropfen Teebaumöl

Hilft gegen Pickel und ist besonders empfehlenswert bei öliger Haut.

1 Beide Zutaten miteinander vermengen und abends statt einer Creme auf dem gereinigten Gesicht verteilen. **2** Eventuell in Deoroller füllen oder einfach auf ein Wattepad geben.

Menge: ca. ½ Tasse

KAROTTENÖL

Als Basis für die Gesichtspflege ...

Zutaten:

- Frisch geriebene oder zerhäckselte Karotten
- Olivenöl oder Sesamöl

... aber auch pur zum Anwenden!

1. Methode

1 Die Karotten in ein verschließbares Glas geben und dann mit so viel gewünschtem Öl auffüllen, bis die Karotten komplett bedeckt sind. **2** Das Glas verschließen und 3 Wochen an einen warmen Ort stellen, zum Beispiel auf die Fensterbank. **3** Nach 3 Wochen einfach abseihen und das Öl in einem dunklen Glasbehälter aufbewahren.

Wie funktioniert ein Wasserbad? siehe S. 9

2. Methode

1 Karotten und Öl in einem Wasserbad zusammen erwärmen. **2** Hin und wieder umrühren, bis das Öl eine orange Farbe angenommen hat und die zerkleinerten Karotten weich gekocht wurden. **3** Das Öl selber sollte warm, aber nicht so heiß werden, dass die Karotten frittiert werden. **4** Danach nur noch abseihen und abfüllen.

Haltbarkeit: ca. 3–12 Monate, es kommt auf die Qualität des Öls an, manche werden schneller ranzig und andere halten Ewigkeiten.

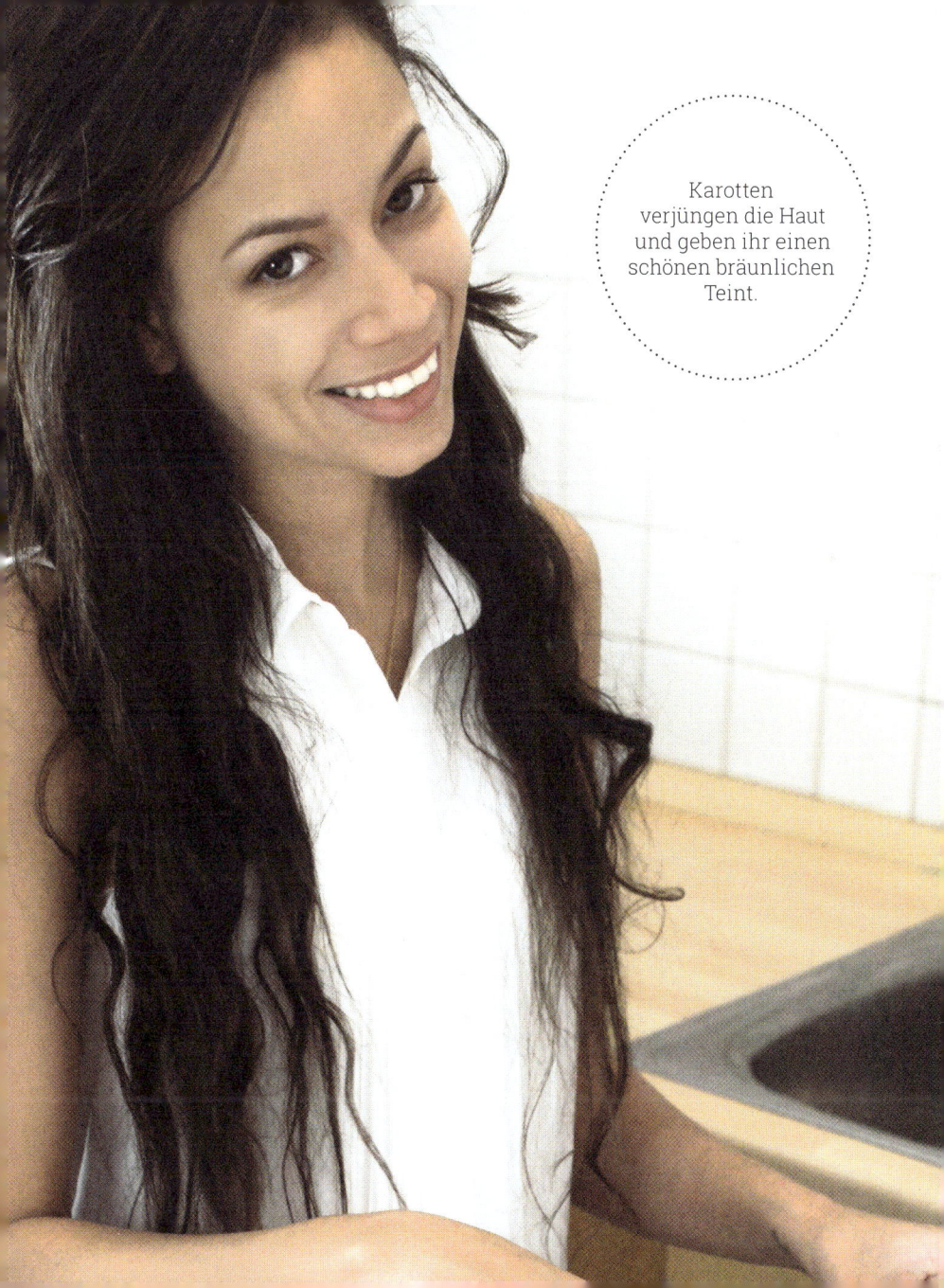

Karotten
verjüngen die Haut
und geben ihr einen
schönen bräunlichen
Teint.

Wie funktioniert ein
Wasserbad? siehe S. 9

ALOE-VERA-GESICHTSCREME

Zutaten:

- ½ Tasse Aloe-Vera-Gel
- 2 EL Karottenöl oder Mandelöl
- 2 EL Jojobaöl
- ½ EL Bienenwachsdrops
- 10 Tropfen ätherisches Öl nach Wahl (siehe S. 35)

1 Karotten- oder Mandelöl, Jojobaöl und Bienenwachsdrops in einem Wasserbad zum Schmelzen bringen. **2** Danach kurz umrühren und vom Herd nehmen. **3** Am besten jetzt schon in ein hohes Gefäß umfüllen zum Mixen. **4** Die Mixtur auf Raumtemperatur abkühlen lassen (Im Kühlschrank kann man diesen Vorgang beschleunigen, man sollte aber ein Auge darauf haben und alle 5–10 Minuten einmal kontrollieren). **5** In der Zwischenzeit das Aloe-Vera-Gel mit den ätherischen Ölen vermischen.

6 Wenn das Öl genügend abgekühlt ist, den Mixer einschalten und langsam die Aloe-Vera-Mischung hinzufügen. Mixen, bis die gewünschte Konsistenz erreicht worden ist.

Haltbarkeit:

Da kein Wasser enthalten ist, ist die Creme 2–4 Monate haltbar. Für eine längere Haltbarkeit können auch 10 Tropfen Vitamin-E-Öl hinzugefügt werden. So lange es gut riecht, gut aussieht und sich gut anfühlt, ist es good to go.

Notiz:

Wenn du selbst gemachtes Karottenöl benutzt, verfärbt sich die Haut nicht so wie bei gekauftem Karottenöl. Du kannst auch 2 Esslöffel Mandelöl nehmen und nur ein paar Tropfen Karottenöl hinzufügen, um trotzdem die tollen hautverjüngenden Eigenschaften des Karottenöls zu erfahren.

Selbst gemachtes Karottenöl siehe S. 40!

Menge: ca. 1 Schälchen

REICHHALTIGE GESICHTSCREME

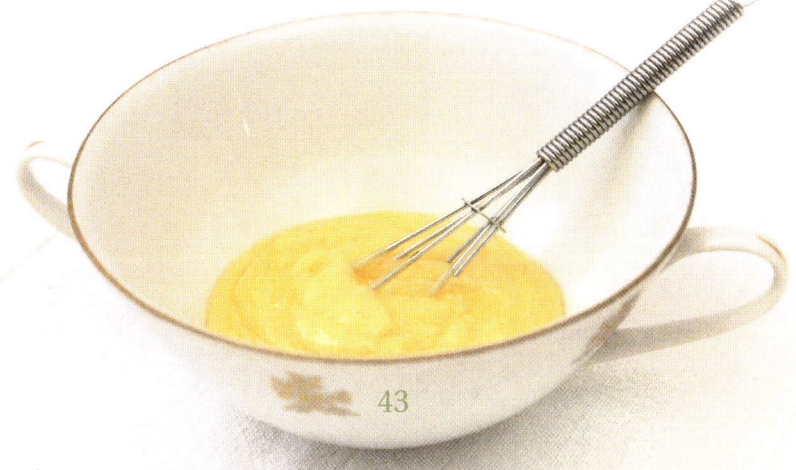

Zutaten:

- 4 EL Öl nach Wahl
  (siehe S. 45, z. B. Mandelöl,
  Haselnussöl, Traubenkernöl ...)
- 2 EL Lanolin anhydrid
- 2 EL Aloe-Vera-Gel (flüssig)
- 2–5 Tropfen Karottenöl (siehe S. 40)
- 5–10 Tropfen ätherisches Öl nach Wahl
  (optional, siehe S. 35)

Lanolin hilft, den Wasserhaushalt in der Haut zu regulieren. Feuchtigkeit wird gehalten, die Haut bleibt frisch, glatt und faltenfrei.

1 Öl und Lanolin mit einem Schneebesen kalt miteinander verbinden. **2** Während des Mixens langsam das Aloe-Vera-Gel hinzufügen. **3** Falls die Konsistenz zu dick ist, mehr Aloe-Vera-Gel hinzufügen. **4** Karottenöl und ätherische Öle hinzufügen.

43

Menge: ca. 1 Schälchen

Körper-pflege

BODY-
TALK

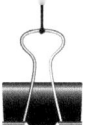
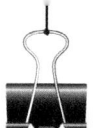

WIRKUNG DER ÖLE
für die Haut

Aprikosenkernöl:
für jeden Hauttyp, sehr gut
bei normaler, trockener und
reifer Haut

Arganöl:
für trockene, reife, ölige,
normale und unreine Haut

Avocadoöl:
für trockene, reife Haut

Grapefruitkernöl:
für normale, ölige,
unreine Haut

Haselnussöl:
für trockene Haut

Jojobaöl:
für trockene, reife, ölige,
normale, unreine Haut

Mandelöl:
für jeden Hauttyp

Olivenöl:
für trockene, reife, ölige,
normale, unreine Haut

Rosenöl:
für jeden Hauttyp, sehr
gut bei reifer Haut

DETOX-BAD

Wir sind alltäglich zig Umweltgiften ausgesetzt, die sich im Körper auf Dauer ansammeln und zu Krankheiten führen können. Doch manchmal hat man nicht unbedingt die Muße, eine lange Entgiftungskur zu machen, da schafft dieses simple Rezept Abhilfe.

Zutaten:

- 2 Tassen Bittersalz
- 1–2 Tassen Natron (optional bei hartem oder chlorreichem Wasser)

Bittersalz und Natron einfach in die Wanne geben, während sie sich mit Wasser füllt.

Tipps:

Da es zu Müdigkeitserscheinungen und/oder Schwindel nach dem Bad kommen kann, würde ich empfehlen, dieses Bad abends vor dem Schlafengehen zu nehmen. Unmittelbar vor und nach dem Bad nichts essen. Es sollte jedoch für ausreichend Flüssigkeit durch Wasser gesorgt werden.

Die ersten 20 Minuten braucht der Körper, um zu entgiften, danach ist die Haut bereit, wichtige Mineralien aus dem Wasser aufzunehmen (Maximum 40 Minuten).

Für Kinder bis 30 kg nur ½ Tasse Bittersalz verwenden.
Für Kinder von 30–45 kg 1 Tasse verwenden.

Was dieses Bad außerdem kann: den Magnesiumhaushalt des Körpers auffüllen, die Haut sanft und weich machen, bei Hautkrankheiten wie Psoriasis lindernd wirken, Stress abbauen, Falten mindern, wirkt schlaffördernd, entspannt Muskeln (Muskelkater), lindert Migräneanfälle, unterstützt Muskel- und Nervenfunktionen

Schwangere, Herz- und Nierenleidende sollten dieses Bad nicht nehmen!

Menge: für 1 Bad

DUSCHGEL

Zutaten:

- ¼ Tasse flüssiger Honig
- ½ Tasse flüssige Kernseife
- 2 EL Vitamin-E
- 1 EL Öl nach Wahl (S. 45)
- 50 Tropfen ätherische Öle nach Wahl (siehe S. 35, du kannst auch weniger Tropfen nehmen, je nach Geschmack)

1 Alles in eine alte Duschgel-Flasche oder Ähnliches füllen.
2 Gefäß schütteln und fertig.

Haltbarkeit:
Solange es gut riecht, sich gut anfühlt und gut aussieht, ist es good to go!

Menge: ca. 1 Tasse

NATÜRLICHES CREME-DEO

Zutaten:

- 6 EL auf niedriger Hitze geschmolzenes kalt gepresstes Kokosnussöl
- 4 EL Natron, 4 EL Maisstärke

Zutaten miteinander vermengen, bis eine homogene Masse entstanden ist, und abfüllen. Fertig!

Kokosnussöl wirkt antibakteriell und hautpflegend, Natron bindet Schweißgeruch und Maisstärke saugt Schweißflüssigkeit auf.

Haltbarkeit/ Anwendung:
ca. 1–6 Monate, wie eine Creme in den Achselhöhlen auftragen

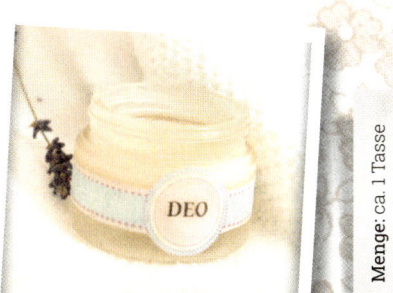

47

Menge: ca. 1 Tasse

AVOCADOBUTTER

Avocadoöl fördert die Zellregeneration und wird für die Pflege trockener und rissiger Haut eingesetzt.

Zutaten:

- 1 EL Bienenwachs
- 1 EL Kakaobutter
- 2 EL Avocadoöl
- 4 EL Aloe-Vera-Gel (flüssig) und/oder Rosenwasser
- 10 Tropfen ätherisches Öl nach Wahl (optional, siehe S. 35)

Wie funktioniert ein Wasserbad? siehe S. 9

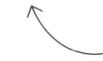

1 Bienenwachs, Kakaobutter und Avocadoöl im Wasserbad zum Schmelzen bringen. **2** Vom Herd nehmen und schnell das Aloe-Vera-Gel und/oder Rosenwasser mit einem Mixer untermischen, bis die Creme auf Raumtemperatur runtergekühlt ist.

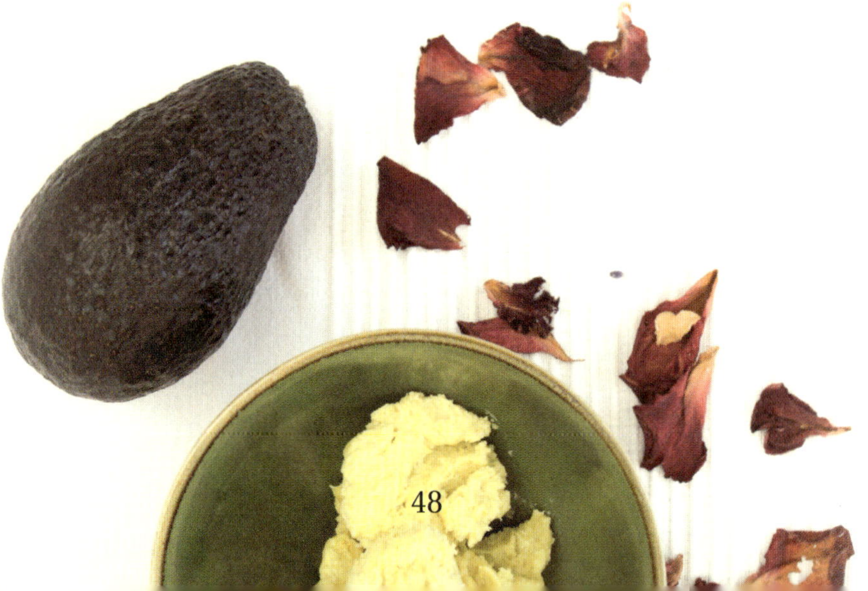

Menge: ca. 1 Tasse

48

KÖRPERBUTTER

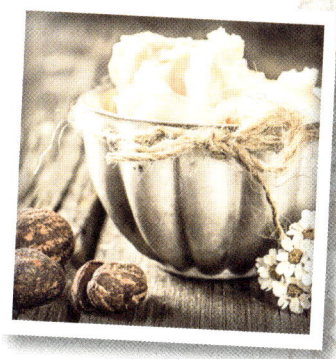

Zutaten:

- ½ Tasse Sheabutter
- ¼ Tasse kalt gepresstes Kokosnussöl
- ¼ Tasse Jojobaöl
- 5–10 Tropfen ätherische Öle nach Wahl
  (siehe S. 35)

1 Alles bis auf die ätherischen Öle in einem Wasserbad zum Schmelzen bringen. **2** Alles miteinander verrühren, die Schüssel vom Herd nehmen und langsam auf Raumtemperatur abkühlen lassen. **3** Eventuell in den Kühlschrank stellen, bis die Masse fest ist und weiß aussieht. **4** Danach kann man die ätherischen Öle hinzufügen und alles mit einem Mixer schlagen, bis daraus eine fluffig schöne Körperbutter entstanden ist. **5** Die Körperbutter nun in das vorhergesehene Gefäß abfüllen und noch eine Stunde in den Kühlschrank stellen.

Wie funktioniert
ein Wasserbad?
siehe S. 9

Notiz:

Im Sommer könnte es sein, dass die Körperbutter durch das Kokosnussöl flüssiger wird. Dann einfach im Kühlschrank aufbewahren.

Hält 6 Monate
bei Raum-
temperatur

Menge: ca. 1 Tasse

KAFFEE-KÖRPERPEELING

Peeling einfach auf der feuchten Haut verreiben und abwaschen.

Zutaten:

- 1 Tasse Kaffeepulver
- 1 Tasse Salz oder Zucker
- ½ Tasse kalt gepresstes Kokosnussöl
- ½ EL Zimtpulver (vorher am Nacken austesten, kann weggelassen werden)
- 1 EL Vanilleessenz

1 Kokosnussöl leicht erwärmen (z. B. im Ofen). **2** Alle Zutaten zusammen in eine Schüssel geben und miteinander vermengen. **3** Abfüllen. Fertig.

VANILLEZUCKER-PEELING

Zutaten:

- 1 Tasse feiner brauner Zucker
  ⅓ Tasse Mandelöl (es sind natürlich auch andere Öle erlaubt, z. B. Olivenöl, siehe S. 45)
- 20 Tropfen Vanilleextrakt

1 In einem Glas alles miteinander gut durchrühren.
2 So lange rühren, bis eine Konsistenz wie feuchter Sand entsteht. Fertig.

50

SCHOKO-ORANGE-BODYLOTION

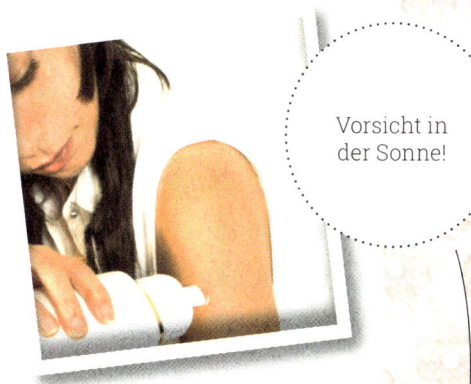

Vorsicht in der Sonne!

Zutaten:

- ½ Tasse kalt gepresstes Kokosnussöl
- ½ Tasse Kakaobutter
- 20–40 Tropfen ätherisches Orangenöl

1 Öl und Butter in einem Wasserbad zum Schmelzen bringen. **2** Danach vom Herd nehmen und auf Raumtemperatur abkühlen lassen. Man kann es auch in den Kühlschrank stellen. **3** Jetzt nur noch das ätherische Orangenöl hinzufügen und die Masse mit einem Mixer fluffig und cremig schlagen. **4** Die fertige Creme in einen Behälter umfüllen und noch einmal 1 Stunde in den Kühlschrank stellen.

Haltbarkeit:
6 Monate bei Raumtemperatur

Notiz:
Im Sommer könnte es sein, dass die Körperbutter durch das Kokosnussöl flüssiger wird. Dann einfach im Kühlschrank aufbewahren.

Das Orangenöl kann einen Sonnenbrand begünstigen, also im Sommer vielleicht durch Pfefferminz- oder Lavendelöl ersetzen, dann hat es auch gleichzeitig einen kühlenden, erfrischenden Effekt.

Menge: ca. 1 Tasse

Haar-
pflege

WALLE,
WALLE!

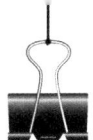
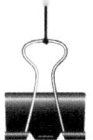

WIRKUNG
ÄTHERISCHER ÖLE UND KRÄUTER
für das Haar

Trockenes Haar:
Rosmarin, Myrrhe, Geranie, Karottensamenöl, Sandelholz, Petersilie, Schafgarbe, Birke

Normales Haar:
Lavendel, Zitrone (blondes Haar), Eukalyptus, Petersilie, Geranie, Karottensamenöl, Rosmarin

Haarverlust:
Kamille, Rosmarin, Zitrone (blondes Haar), Muskatellersalbei, Palmarosa

Öliges Haar:
Rosmarin, Lavendel, Zitronengras, Teebaumöl, Zypresse, Zitrone (blondes Haar), Eukalyptus, Birke, Basilikum, Thymian, Salbei

(Sonnen-) geschädigtes Haar:
Petersilie, Lavendel, Thymian, Calendula/Ringelblume, Karottensamenöl, Kamille, Sandelholz, Muskatellersalbei

Schuppen:
Basilikum, Thymian, Lavendel, Zypresse, Eukalyptus, Pfefferminze, Salbei, Karottensamenöl, Rosmarin, Myrrhe, Limone, Zitrone (blondes Haar), Birke

KOKOSNUSSÖL-HAARMASKE

Zutaten:

- ¾–1 Tasse geschmolzenes,
  kalt gepresstes Kokosnussöl
- 10–15 Tropfen ätherisches Öl nach Wahl
  (siehe S. 53)

optional:

- 1 EL Honig
- ⅛ TL Vitamin-E-Öl

Alle Zutaten miteinander vermischen und dann auf das trockene Haar auftragen. Bei den Haarspitzen beginnen und langsam bis zum Ansatz hocharbeiten.

Für einen Intensiv-Effekt einfach eine Plastiktüte oder Klarsichtfolie über das Haar stülpen und eventuell noch ein Handtuch drumherum wickeln.

Einwirkzeit:
1 Stunde bis zu einem Tag
Danach wie gewohnt die Haare waschen.

Menge: ca. 1 Tasse

ANTI-SPLISS-HAARMASKE

Zutaten:

- 1 reife Banane
- 1 Ei
- 1 EL Kokosnussöl
- 3 EL Honig

Banane gegen
Spliss!

Alles in einen Mixer geben und miteinander vermengen. Fertige Paste in die Kopfhaut einmassieren und langsam zu den Spitzen hinunterarbeiten.

Einwirkzeit:
30 Minuten

Mit kaltem Wasser ausspülen, danach die Haare shampoonieren und normal auswaschen.

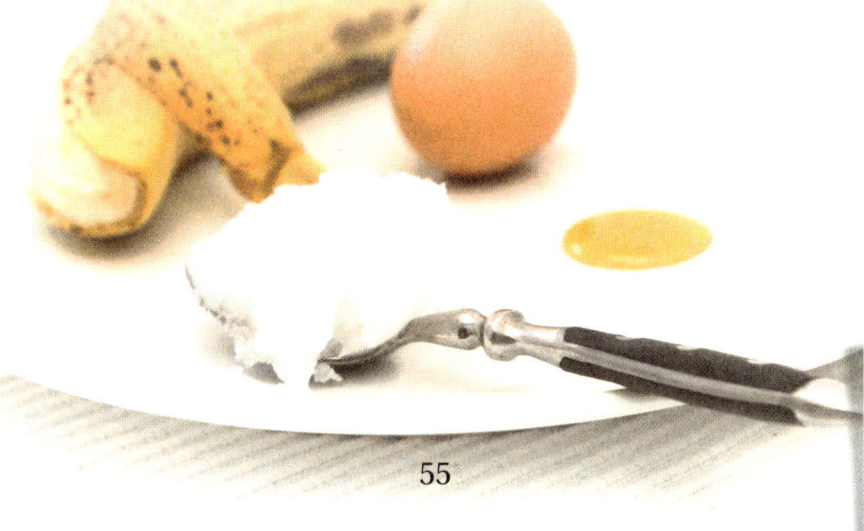

55

Menge: 1 Haarmaske

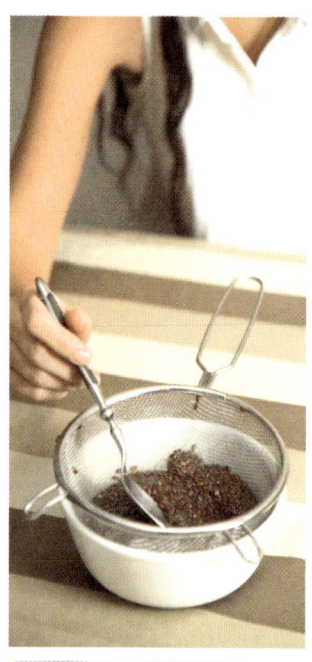

HAARGEL

Zutaten:

- ¼–½ Tasse Leinsamen
- 2 Tassen Wasser

Leinsamen
definiert lockiges
Haar und spendet
Feuchtigkeit.

Optional:

- Aloe-Vera-Gel
- Ätherisches Öl nach Wahl (siehe S. 53)
- Vitamin-E-Öl

1 Wasser und Leinsamen in einen Topf geben und langsam zum Kochen bringen. Dabei gut umrühren, bis es anfängt zu schäumen. **2** Wenn es die Konsistenz erreicht hat, die ihr haben wollt, einfach absehen und eventuell mit einem Löffel nachdrücken, damit das ganze Gel rauskommt. **3** In ein verschließbares Gefäß umfüllen, bei Bedarf ätherische Öle, Aloe-Vera-Gel und Vitamin-E-Öl jetzt hinzufügen.

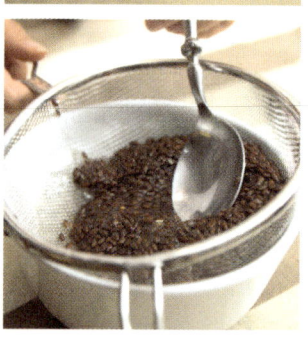

Anwendung:
Wie mit herkömmlichem Gel die Haare stylen.

Haltbarkeit:
1 Woche außerhalb des Kühlschranks, 2 Wochen im Kühlschrank und wenn ihr Vitamin-E-Öl oder Rosmarin (ätherisches Öl) verwendet, sogar 1–2 Wochen länger.

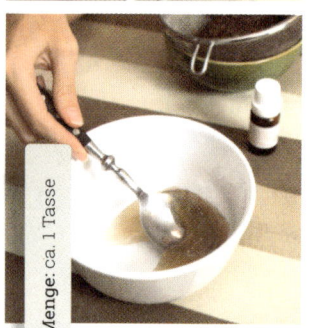

Menge: ca. 1 Tasse

HAARSPRAY

Zutaten:

- 2 TL Zucker
- ½ Tasse Wasser
- Ein paar Tropfen Wodka (optional)

Wodka, um den Spray länger haltbar zu machen

1 Wasser und Zucker in einem Topf warm werden lassen, bis sich der Zucker vollkommen aufgelöst hat. **2** Abkühlen lassen und in eine Flasche mit Sprühkopf umfüllen **3** Optional 2−5 Tropfen Wodka hinzugeben.

Haltbarkeit: 1 Woche bis 1 Monat.
Am besten im Kühlschrank aufbewahren, dann bleibt es länger haltbar.

Menge: ca. 1 Tasse

ROSMARIN-KASTANIEN-SHAMPOO

Zutaten:

- 8–12 Kastanien
- ½ Liter Wasser
- 1 Zweig Rosmarin

Haltbarkeit: 2 Wochen

1 Wasser zum Kochen bringen und vom Herd nehmen.
2 Klein gehäckselte Kastanien und Rosmarin 20 Minuten lang ziehen lassen. **3** Abseihen und Abfüllen.

Menge: ca. ½ Liter

PH-BALANCE-SHAMPOO

Zutaten:

- 1 Dose Kokosnussmilch
- 1¾ Tassen Aloe-Vera-Gel
- 10–15 Tropfen ätherisches Öl nach Wahl (siehe S. 53, optional)

Bei sehr trockenem Haar:
- Ein paar Tropfen Jojoba-, Mandel- oder Vitamin-E-Öl hinzufügen

1 Zutaten miteinander vermischen.
2 Diese Mixtur in eine Eiswürfelform gießen und in den Gefrierschrank geben.

Anwendung:
Je nach Haarlänge und Haardichte 1–3 gefrorene Shampoowürfel in eine Schüssel geben und im Kühlschrank auftauen lassen.

Dieses Shampoo gibt dem Haar seinen natürlichen pH-Wert zurück!

Wie normales Shampoo in das Haar und die Kopfhaut einmassieren. 30 Sekunden einwirken lassen und ausspülen. Das reicht. Die Haare werden auch ohne Schaum ganz sauber und Haare und Kopfhaut werden dadurch gepflegt.

Notiz:
Beachtet die Umstellungsphase eurer Haare. Es kann sein, dass die Haare zur Anfangszeit trocken, spröde oder auch ölig werden, bis die Haarentgiftung vorbei ist. Haltet durch! :)

Haltbarkeit:
Gefroren: ewig
Im Kühlschrank aufgetaut: 1 Woche

Einfach auftauen und ins Haar!

Menge: individuell

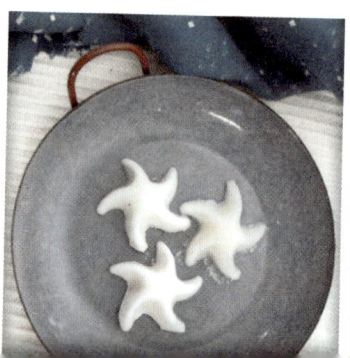

HAARSAHNE

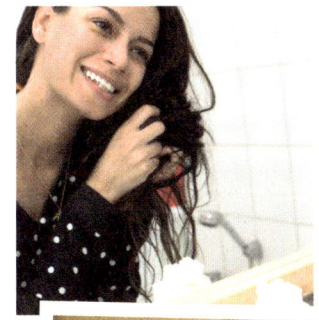

Ideal zum Definieren von Locken!

Zutaten:

- ½ Tasse Sheabutter
- ¼ Tasse Kokosnussöl
- ¼ Tasse Olivenöl
- 20 Tropfen ätherische Öle nach Wahl (siehe S. 53)

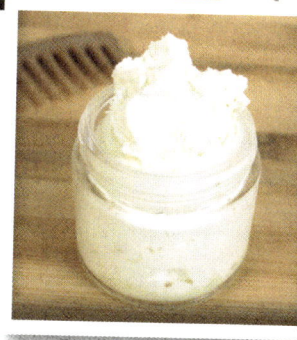

1 Sheabutter und Kokosnussöl in eine Schüssel geben. **2** Die Zutaten mit einem Rührgerät 10 Minuten lang auf höchster Stufe schlagen, bis die gewünschte Schaumkonsistenz erreicht ist. **3** Nun die ätherischen Öle hinzufügen und das Rührgerät wieder anstellen. **4** Während des Rührens langsam das Olivenöl hinzufügen und in die Masse einarbeiten. **5** 2 Minuten lang weitermixen. **6** Schaum in ein verschließbares Gefäß füllen und an einem dunklen und kühlen Ort aufbewahren.

Haltbarkeit:

1 Woche bis ein paar Monate.
Hier gilt: Solange es gut riecht, gut aussieht und sich gut anfühlt, ist es good to go!

Kann auch als Bodybutter verwendet werden!

Menge: ca. 1 Tasse

NO'POO SHAMPOO

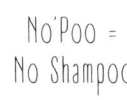

No'Poo =
No Shampoo

Zutaten:

- 1 EL Natron je 1 Tasse Wasser
  (ca. 250 ml)

1 Natron im Wasser auflösen lassen. **2** Zum Waschen das Natronwasser einfach über das nasse Haar und die Kopfhaut schütten. **3** 2 Minuten einwirken lassen und danach mit klarem Wasser ausspülen und mit einer sauren Rinse (siehe ab S. 62) nachspülen.

Anwendung:
1–2 × pro Woche

Notiz:
Falls ihr bisher mit herkömmlichen Shampoos gewaschen habt, kann es zu einer Umgewöhnungsphase kommen, in der eure Haare sich erst einmal wieder daran gewöhnen müssen frei zu atmen und eventuell sehr trocken oder auch sehr ölig aussehen werden. Diese Umgewöhnungsphase beträgt im Durchschnitt 2 Wochen bis zu 3 Monaten. Wenn ihr es aber geschafft habt, müsst ihr nie wieder Shampoo kaufen und könnt euch über gesund aussehendes, kräftiges und glanzvolles Haar freuen!

Menge: ca. 250 ml

Tipps für No'Poo-Übergangszeit

Trockene Haare:
1 × pro Woche Kokosnussöl-Haarmaske, Natronmenge reduzieren, Arganöl, Mandelöl, Kokosnussöl, einfach gute Öle in die Haare einmassieren – eine kleine Menge reicht wirklich aus.

Ölige Haare:
Trockenshampoo benutzen: Natron pur oder Natron mit etwas Kakaopulver vermischen für dunkle Haare. Wie ein Trockenshampoo auf das Haar geben. Eine kleine Menge reicht meist vollkommen aus.

Schuppen:
Ätherisches Rosmarinöl, Lavendelöl und/oder Teebaumöl in die saure Rinse geben. Man kann auch den Anti-Pickel-Feuchtigkeits-Gesichtspflege-Alleskönner direkt in die Kopfhaut einmassieren. Oder die Zitronensaftrinse benutzen.

Wenn man täglich Haare waschen muss, aufgrund von Fitness, Arbeit in einer Imbissbude, Schwimmerin etc: 1–2 × die Woche die Haare mit Natron waschen und an den restlichen Tagen nur mit einer sauren Rinse und Wasser waschen. Wenn ihr eine Essigrinse benutzt, gehen auch Gerüche aus dem Haar. Ihr könnt zudem mit ätherischen Ölen nach Wahl arbeiten (10–15 Tropfen, siehe S. 53).

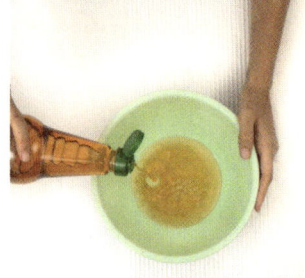

KRÄUTER-APFELESSIG-HAARSPÜLUNG

Achtung, brennt in den Augen!

Zutaten:

- 3 EL Apfelessig
- 4 Tassen Wasser
- 4 EL getrocknete Kräuter nach Wahl oder 10–15 Tropfen ätherisches Öl nach Wahl (siehe S. 53)

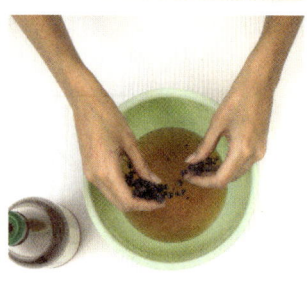

1 Wasser zum Kochen bringen und dann die Kräuter/ätherischen Öle nach Wahl hinzufügen. **2** 30 Minuten lang ziehen lassen oder so lange, bis das Wasser abgekühlt ist. **3** Kräuter abseihen und den Apfelessig hinzufügen. Fertig.

Anwendung:

Nach der Haarwäsche die sauberen Haare damit ausspülen. Dafür ½ Tasse einfach über dem Haar ausschütten (brennt in den Augen). Die Spülung 3–5 Minuten im Haar lassen, eventuell mit klarem Wasser nachspülen. Der Essiggeruch vergeht, wenn die Haare getrocknet sind.

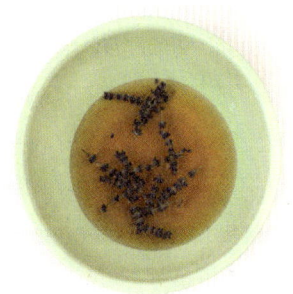

Haltbarkeit:

Solange es gut riecht, gut aussieht und sich gut anfühlt, ist es good to go! Und im Kühlschrank länger haltbar als außerhalb.

Menge: ca. 250 ml

ESSIG-RINSE

Rinse = Spülung

Zutaten:

- 1 EL Essig (Balsamico-, Apfel-, Kräuter-, Obstessig)
- 1 Liter Wasser

1 In ein handliches Gefäß abfüllen und die Haare nach dem Waschen damit abspülen.
2 3–5 Minuten im Haar lassen, optional mit klarem Wasser nachspülen.

Der Essiggeruch vergeht, wenn die Haare getrocknet sind.

Notiz: Balsamicoessig nur bei dunklen Haaren benutzen.

Variante: Anstatt Essig 1 EL Zitronensaft verwenden. Zitrone hellt die Haare auf!

Menge: ca. 1 Liter

BIRKENWASSER BEI SCHUPPIGER KOPFHAUT

Zutaten:
- 500 g frische Birkenblätter
- 1 Liter Wasser

1 Beides in einem Topf zum Kochen bringen, Topf von der Herdplatte nehmen und Blätter 20 Minuten lang ziehen lassen.
2 Abseihen und abfüllen.

Anwendung:
Nach dem Haarewaschen ca. ½ Tasse Birkenwasser auf die Kopfhaut geben und einziehen lassen. Muss nicht ausgespült werden. Bei jeder Haarwäsche anwenden.

Haltbarkeit: 6 Wochen

Menge: ca. 1 Liter

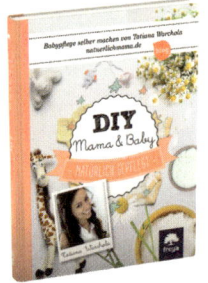

Tatiana Warchola

DIY Mama & Baby
Natürlich gepflegt

Schwangerschaft und Stillzeit benötigen ein Mehr an Pflege, für das die Autorin feine Produkte bereithält. Verträglichkeit, Naturbelassenheit und reichhaltige, pflegende Wirkstoffe sind neben der Einfachheit der Herstellung das Um und Auf der Rezepte.

ISBN: 978-3-99025-246-8

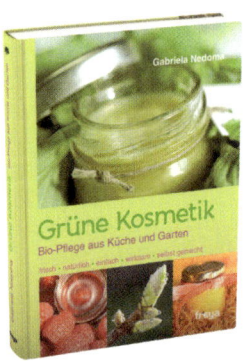

Gabriela Nedoma

Grüne Kosmetik
Bio-Pflege aus Küche und Garten

Biologische Alternativen zu Deos mit Aluminium, Hautcremes mit PEGs und an Tieren getesteten Produkten. Die Shampoos wachsen auf den Bäumen, die Zahnpasta blüht auf der Wiese und der Sonnenschutz sprießt im Garten. Alles ist 100 % naturbelassen, schnell gezaubert und so rein, dass es gekostet werden kann.

ISBN: 978-3-99025-094-5

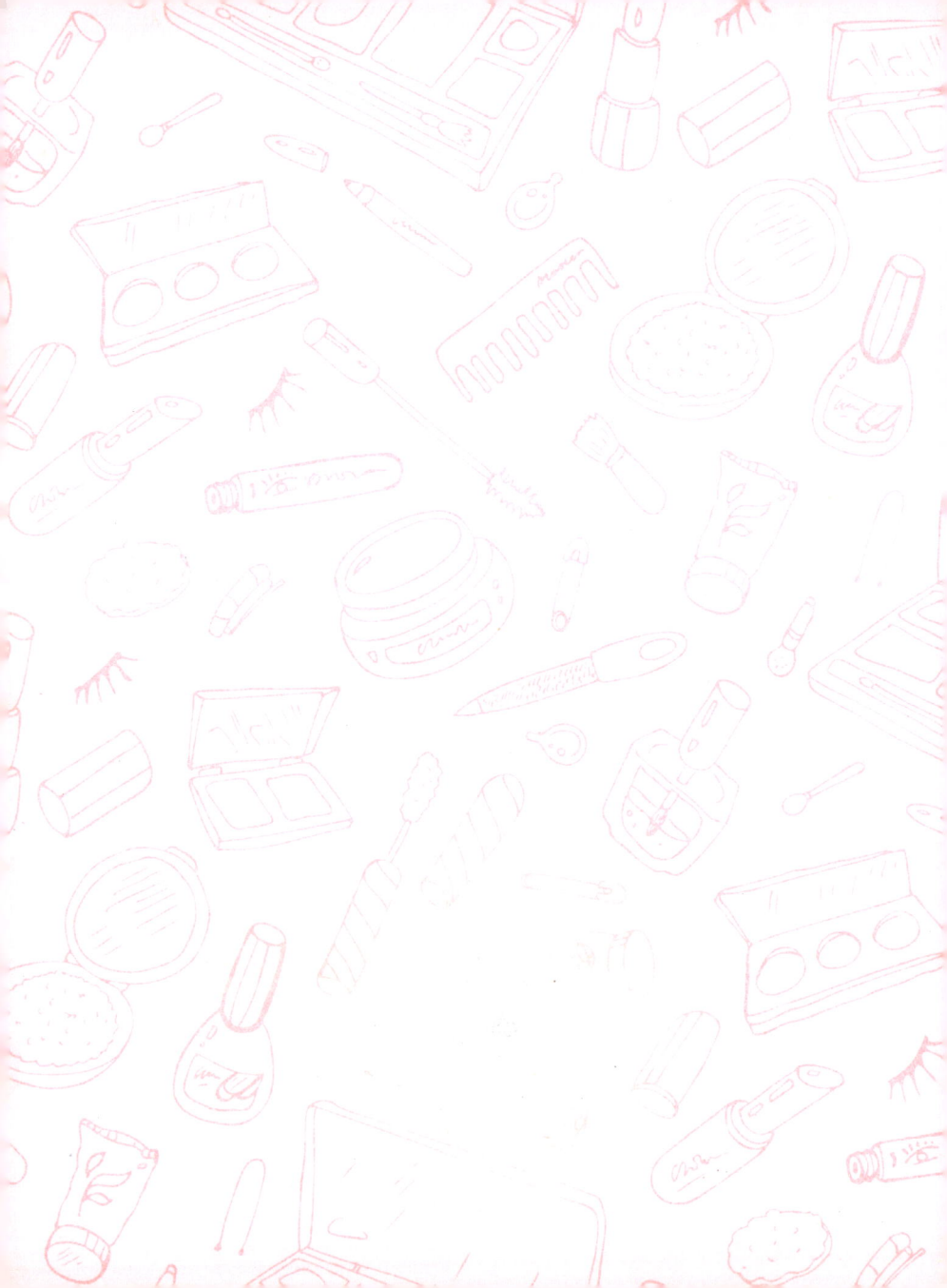